ギャンブル依存症って、どんな病気?
回復のためには、何が必要?
家族はどうしたらいい?
借金問題への賢い対応は?
どこに相談すればいい?
問題解決へのガイドです。

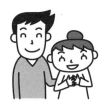

アスク・ヒューマン・ケア出版部　編
イラスト　よしだみぼ

協力
松下幸生（独立行政法人国立病院機構久里浜医療センター副院長）
田辺 等（北星学園大学　社会福祉学部教授）
安藤宣行（司法書士・カウンセラー）
田中紀子（ギャンブル依存症問題を考える会　代表）

もくじ

PART 1　ギャンブル依存症とは？　……3
脳に回路が⁉
日本にどのぐらいいる？
はまりやすい理由
ふりかえってみましょう（チェックリスト）
もっと知りたい人へ（ギャンブルは犯罪？　など）

PART 2　依存はどう進行する？　……9
入り口から、破たんまで
回復者の声を聴いてみよう・1

PART 3　回復のために必要なこと　……13
ほかの依存症とどこが違う？
3つの質問
回復へのアドバイス
医療は必要？
発達障害・うつ病・統合失調症があるケース
回復者の声を聴いてみよう・2

PART 4　借金をどうしたらいい？　……20
解決のための原則
回復者の声を聴いてみよう・3

PART 5　家族は何ができる？　……23
賢い対応のポイント
親へのアドバイス
妻へのアドバイス

PART 6　家族の体験　……27
息子が施設に入るまで——母の体験
離婚し、今は充実した毎日——妻の体験
家族で暮らせるようになった——妻の体験

相談先リスト　……32

PART1
ギャンブル依存症とは？

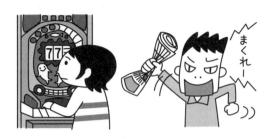

脳に回路が!?

　ギャンブル依存症とは、ギャンブルによって日常生活に支障が出ているにもかかわらず、自分の意志ではやめることができない状態をさします。

　意志や性格の問題ではなく、親の育て方の問題でもなく、病気です。WHO（世界保健機関）やアメリカ精神医学会の診断基準にも入っています。正式な診断名は「ギャンブル障害」ですが、医療や相談・支援の場ではふつう、ギャンブル依存症と呼ばれています。

　ギャンブル依存症になった人の脳では、次のような機能の変化がみられることが指摘されています。

　前頭葉の一部の活動が低下（＝リスクへの柔軟な対応が困難）。

　報酬への反応・罰への反応が鈍い（＝もっともっと手に入れな

いと満足できない・損失を顧みない)。

　好みのギャンブルに結びついた刺激に対しては、極端な活動がみられる(＝強い渇望が生じる)。

　もちろん、もとから脳がそうなっていたわけではありません。「初めてパチンコに行ったら大当たりした」など、何かのきっかけでギャンブルの楽しみをおぼえ、習慣化するうちに、人によっては脳の中にいわば「ギャンブルの回路」のようなものが作られてしまうのです。依存が進行するにつれて、この回路も強化されていき、自力では抜けにくくなります。

日本にどのぐらいいる？

「ギャンブル依存症」という言葉は、カジノ解禁の問題にからんで、テレビや新聞、ネットなどで盛んに取り上げられるようになりました。けれど実は、カジノ以前から日本にはギャンブル依存症の人がたくさんいます。

　そのうち約8割ほどはパチンコ・パチスロといわれます。ほかに、競馬・競輪・競艇・オートレース、宝くじやスポーツくじ、さらにFXや株のデイトレードなども依存を招くリスクがあります。オンラインゲームの「ガチャ」も、ギャンブル性が強いと指摘されています。

　2017年に厚労省が発表した全国調査結果では、生涯のギャンブル経験で依存症が疑われる人は推計320万人。諸外国に比べて突出した数字です。ただし過去1年に限ると約70万人に下がります。この大きな差も、日本の特徴といえます。

　調査を担当した久里浜医療センター副院長の松下幸生医師はこ

う話します。

「どこにでもパチンコ店があり、毎日朝から夜遅くまで開いているというアクセスのしやすさは、世界的に見て特殊な環境です。その分、一度はパチンコにはまったことがある人が多いのかもしれません」

そこから自然に抜けていく人たちも多い一方で、抜けられずに依存を進行させていく人も……。さらに「一度はギャンブルにはまったことがある」人の割合が高い日本で、カジノが与える影響がどう出るか、これから注意が必要な点です。

はまりやすい理由

パチンコには「はまりやすい理由」があります。

パチンコ機は、国際的には「ギャンブル用の電子的ゲーム機械(EGM)」にあたります。フルーツ・マシン、ポーキー・マシンなど、カジノにあるスロットマシンの仲間です。

これらEGMは、海外のギャンブル研究で「もっとも依存症誘発的」と指摘されています。強烈な画像と音響が、勝ったときの高揚感を強化するからです。

日本のパチンコはそこに物語性を導入し、さらに大当たりへの期待を高める「リーチ表示」で刺激を増強しています。

別の理由もあります。競馬・競輪・麻雀などは「戦略を練る」ことが必要ですが、パチンコやスロットは、何も考えずにやることもできます。そのため、ストレスや精神的苦痛から逃げて「頭を真っ白にする」ためにやる人も……。それだけ依存のリスクは高いといえます。

ふりかえってみましょう

こんな問題を抱えていませんか？

☐ギャンブルのため、仕事や学業などに支障をきたしたことは？
☐少しやるだけのはずが、ついやめられずに賭け続けたことは？
☐ギャンブルのため、周囲の人から責められたことは？
☐ギャンブルをしたあと、後悔したことは？
☐負けた分を取り返すため、ギャンブルをしたことは？
☐もっと勝とうとして、さらにお金をつぎこんだことは？
☐ギャンブル資金をつくるため、借金をしたことは？
☐ギャンブルのために、嘘をついたことは？
☐苦痛な気分をやわらげるために、ギャンブルをしたことは？
☐ギャンブルが原因で、自殺を考えたことは？

家族のあなたは、次のようなことで悩んでいませんか？

☐その人のギャンブルや借金について、常に心配していますか？
☐その人は説明もなく長時間、家をあけることがありますか？
☐ギャンブルをやめると誓ったのに、またやっていますか？
☐お金に関して、その人の言葉は信用できないと感じますか？
☐その人の行動をチェックしたり、財布の中身を調べたことは？
☐ギャンブルに使われないよう、お金やカードを隠したことは？
☐その人の借金を、あなたや親族が代わって支払ったことは？
☐なんとかギャンブルをやめさせようと、努力したことは？
☐このままでは、家族は破たんしてしまうと感じたことは？
☐今後のことを考えて、目の前が真っ暗だと感じたことは？

※チェック項目は、ＧＡやギャマノンの資料、アメリカ医学会の診断基準などを参考にしました。

> もっと知りたい人へ

Q ギャンブル（賭博）は犯罪？

　日本では、賭博は健全な勤労生活の文化・風習を害するとして、**犯罪**とされています。野球賭博はもちろん、賭け麻雀も、賭けゴルフも、違法行為です。

　刑法で「賭博をした者」は50万円以下の罰金または科料、「常習として賭博をした者」は3年以下の懲役、「賭博場を開帳し、又は博徒を結合して利益を図った者」は3月以上5年以下の懲役と定められているのです。

　ただし、**例外**があります。別に法律で定められていれば、違法性が阻却される、つまり特別に許可されているのです。

　競馬法（**競馬**）、自転車競技法（**競輪**）、モーターボート競走法（**競艇**）、小型自動車競走法（**オートレース**）、当せん金付証票法（**宝くじ**）、スポーツ振興投票の実施等に関する法律（**スポーツ振興くじ**）、そして2018年7月に成立した、特定複合観光施設区域（IR）の整備の推進に関する法律（**民営カジノ**）などです。

　なお、**パチンコ**は、いわゆる「三店方式」のため、賭博ではなく遊技とされ、風俗営業等の規制及び業務の適正化等に関する法律（風営法）の規制を受けています。

　ところでそもそも賭博とは？……勝敗が偶然性に左右される事柄について、金銭や品物を賭けること。

　賭けゴルフは賭博でも、ゴルフ大会で賞金が出るのは賭博ではありません。ビンゴ大会の賞金も同様です。なぜかというと、いずれも主催者側が一方的に金品を提供していて、参加者は負けたからといって金品をとられるリスクがないからです。

　一方、こうしたリスクのある株や先物取引、さらに生命保険

も、定義上は賭博です。しかしそれぞれ法律で規制を受けているため、違法性はなし。FXはかつて法の定めがなく賭博罪にあたりましたが、2004年の政令改正で金融商品販売法の適用を受けることになりました。

　賭博が違法かどうかは、国や地域によってさまざまです。では、欧米のブックメーカーやオンラインカジノなど、外国では合法な賭博に日本人が参加する場合はどうなるでしょう？

　旅行先にせよネット上にせよ、運営が海外であれば刑法の処罰対象とはされません。ただし、オンラインカジノで日本人ディーラーとのチャットができるなど、「日本向け」のサービスが提供されているとみなされれば賭博罪にあたり、実際に逮捕された事件も。

　今後はさらに、こうしたネット上のギャンブルへの対策が課題になってくるはずです。

Q 「ギャンブル等依存症対策基本法」はどんな法律？

　2018年7月に「ギャンブル等依存症対策基本法」が成立し、国と地方公共団体、事業者等に対してギャンブル依存への対策を行なっていく責務が課されました。ちなみにここでギャンブル「等」依存症となっているのは、賭博ではないとされるパチンコを含むためです。

　この法律の基本理念として、次の2つが掲げられています。
①ギャンブル等依存症の発症・進行・再発の各段階に応じた防止・回復のための対策を適切に講ずるとともに、本人・家族が日常生活・社会生活を円滑に営むことができるように支援すること。
②多重債務・貧困・虐待・自殺・犯罪等の問題に関する施策との有機的な連携が図られるよう、必要な配慮をすること。

　同法にもとづいて、関係者会議が招集され、国や地方公共団体が計画を策定し具体的な施策を行なっていきます。

PART2
依存はどう進行する？

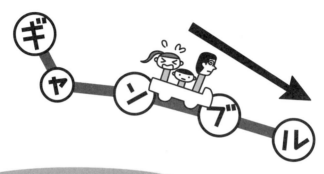

入り口から、破たんまで

　人はある日いきなり依存症になるわけではありません。少しずつギャンブルへのとらわれが進行するうち、どこかで依存症への一線を越えてしまい、引き返すのが難しくなるのです。
　たとえば、こんなふうに……。

スタート地点　「習慣が始まる」

「ビギナーズラック」で高揚感を味わったり、勝負のスリルや興奮に夢中になったり、日頃の心配ごとやストレスを忘れられたなど、ギャンブルによる気分の変化を体験する。
それを再び味わいたくて、ギャンブルが徐々に習慣となる。

依存症との境界線 「習慣が定着する」

ギャンブルに費やすお金や時間が増え、日常の中での比重が大きくなっていく。ギャンブルをしていない時間に、ふと気づくと次のギャンブルのことを考えていたりする。

依存症の初期 「問題の発生」

「今日はやめておこう」「このへんで切り上げるべきだ」と思っても、ブレーキがきかなくなっていく。
ギャンブルのために借金をする。最初は少額で、すぐに返せるつもりでいるが、返せずに額が膨らみ始める。
借金が発覚。家族が尻拭い。心を入れ替えてギャンブルをやめると誓うが、再びギャンブルをやってしまう。

依存症の中期 「さまざまなトラブルの表面化」

借金を繰り返すようになる。職場での金銭トラブル、周囲との口論、家族からお金を得るための脅しや暴力など、問題が目に見える形に。自分でも「このままではまずい」と感じているが、そのストレスのために、いっそう依存へと逃避しがちになる。

> ### 依存症の後期 「社会生活の破たん」
>
> 金銭感覚や現実感覚を失い、「借金を返すにはギャンブルをするしかない」「一発逆転すれば何もかもうまくいく」といった考えにとらわれている。
> かつてのような高揚感はなく、「やってもつらいが、やらないともっとつらい」状態になっていく。
> 周囲との関係がいよいよ悪化し、孤独に追い詰められる。
> 仕事・学業・家庭生活が行き詰まり、失職、退学、離婚にいたる場合もある。
> 自分ではどうにもならなくなり、犯罪を犯したり自殺のリスクも高まる。

　ギャンブルによるトラブルが次々表面化していくことは、家族や周囲の人から見れば「回復の場につなげるチャンスが増えていく」ことでもあります。

　早い段階で回復を始めることができれば、失うものは少なくてすみます。けれどもたとえ「何もかも失ってしまった」と思っても、回復と生活再建は可能です。実際に、多くの人が回復の道を歩んでいます。

回復者の声を聴いてみよう　**ギャンブルにはまった理由は？**

田舎の職場では趣味といえばパチンコの話。暇なときには皆、パチンコ屋に行くものなのか……と私も出かけた。（30代・女）

受験に失敗し志望の大学に行けず、しかも就職は氷河期で就活は全然うまくいかず。そんなとき、高校時代に覚えたパチンコが、優秀な兄へのコンプレックスから逃れる居場所になった。（30代・男）

バイトの先輩から海外のスポーツ賭博を教えられ、たちまち抜けられなくなった。（20代・男）

収入が限られていて、思い通りの生活ができなかった。1000円が2時間で13万5000円になったとき、すっかりはまった。（40代・男）

パチンコ台の前に座っている時間は、何も考えなくていい。（50代・男）

当時、好きなことや大切な場所を失って、何も没頭するものがなかった。パチンコは、座っているだけで没頭できる。ゆううつも、身体の痛みも、パチンコ屋の刺激の中で緩和される。薬を飲んでも効かなくなっていたが、ギャンブルは「効いた」。（30代・女）

PART3
回復のために必要なこと

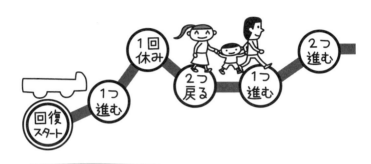

ほかの依存症とどこが違う？

　さまざまな種類がある依存症の中でも、代表的なものを挙げるとしたら、アルコール依存症、薬物依存症、ギャンブル依存症でしょう。いずれも、意志の力ではコントロールが効かなくなってしまうことや、自分ではなかなか問題が認められないこと、家族など周囲の人を巻きこみながら問題が深刻化していくことは共通しています。

　けれども、ギャンブル依存症には、アルコール依存や薬物依存とは大きく違う特徴があります。

●**身体症状がない**
　アルコールや薬物による酩酊状態が、ギャンブルにはありません。外見上は、ギャンブルをやっているかどうか判断がつかない

のです。また、長年の飲酒で肝臓をこわすといったこともないため、身体面からのストップがききません。

●多額の借金をともなう

　ギャンブルの問題が表面化するのは、ほとんどの場合、借金の発覚がきっかけです。この借金にどう対処するかが、回復のきっかけをつかむためのカギとなります。

3つの質問

　北海道立精神保健福祉センターで25年以上にわたってギャンブル依存症の臨床に取り組んできた田辺等医師（現・北星学園大学社会福祉学部教授）は、こう話します。
「ギャンブルをやめられないのは性格や意志の問題ではなくて、依存症だったのだ、と気づくことが、回復への第一歩です」
　相談に訪れた家族や当事者に向かって、田辺医師は3つの質問を投げかけます。

ギャンブルさえなければ、うまくいくのに……と思いますか？

　借金や、家族関係の悪化や、仕事をめぐる問題など、さまざまな悩みごとが元をたどればギャンブルから来ているのなら、その根本に向き合わない限り解決はありません。

今でもギャンブルを楽しんでいますか？

　ギャンブル依存症の人にとって、ギャンブルはもはや娯楽でもストレス解消でもありません。借金に追われ、家族に嘘をつき、

苦しみながらギャンブルを続けているのです。

ギャンブルがやめられますか？
　やめようと思えばいつでもやめられる……とたいていの人は考えます。けれど実際、何度約束しても破る結果になっていたり、今度こそやめると決心しても続かないとしたら、それがまさにギャンブル依存症なのです。

回復へのアドバイス

　ギャンブル依存症から回復するためには、次のことが欠かせません。

●完全にやめる
　ほどほどにやろうとして何度も失敗してきたなら、ギャンブルを完全にやめるしかありません。パチンコはやめるけれど、旅行ついでにカジノで少しだけ……などというのは危険！　同じような興奮から、依存が再燃する可能性が大です。

●病気と認識する
　反省して謝罪したり、やめると誓ったり、意志を強くするため修行しても、まず効果はありません。周囲が責め立てたり厳しく監視するのも逆効果で、ストレスからむしろギャンブルへの欲求を高めてしまいます。
　病気と認識して、回復の手立てを考えることが大切です。

●借金返済を焦らない
　依存症が進行すると「なんとかギャンブルで勝って借金を返さなければ」という思考に陥りがち。このとらわれが、さらなる状況悪化を招きます。
　問題を根本解決するためには、まずは回復の場につながることです。債務整理を考えるのはあとからでも間に合います。
（借金の問題については、ＰＡＲＴ４で解説します）

●仲間と出会う
　同じ問題に取り組んでいる仲間と出会うことが、もっとも有効な回復の方法です。他の人の体験を聴くことで自分だけではないとわかり、ありのままの体験を語っても責められないことで嘘を重ねてきた苦しさから解放されます。
　ギャンブル依存症の自助グループ「ＧＡ」は各地でミーティングを行なっています。リハビリ施設や、専門相談機関のグループも、仲間と出会うチャンスになります。家族の自助グループ「ギャマノン」も各地にあります。

医療は必要？

　ギャンブル依存症は身体症状がないこともあり、必ずしも医療機関での治療が必要とは限りません。最初からＧＡのミーティング場に足を運んで回復を始めた人たちもいます。
　専門の医療機関を受診するメリットは次のようなものです。
　ギャンブル依存症の診断が受けられること。
　自助グループやリハビリ施設などへの動機づけになること。

特に発達障害やうつ病などが併存している場合は、専門医のもとで状況に応じた治療・支援を組み立ててもらうと安心です。
　いずれにしても、ギャンブル依存症の専門治療機関や依存症への理解がある医療機関を調べて受診してください。

発達障害・うつ病・統合失調症があるケース

　ギャンブル依存にほかの問題が併存している場合について、田辺医師の話を聞いてみましょう。

　まずは発達障害による特有のこだわりが背景にあるケース。
「たとえば、釣りのストーリーでリーチになると魚群がワーッと出てくるなど、パチンコやスロットでは勝利に伴う視覚刺激が強化されています。こういう派手な刺激が、発達障害の人の秀でた記憶能力に刻印されると、何度も勝利の体験にタイムスリップし、強迫的に求めるようになります」
　重症の合併例は対応に困難も多くなるため、「発達障害のある人をギャンブルに誘わない」「早期の段階で他の関心事に興味が移行するようサポートする」など、予防や早期発見が大切です。
　なお、発達障害を持つ人がみなパチンコにはまりやすいわけではありません。人ごみがつらい、タバコの煙が耐えられない、電子的な画面が苦手など、人それぞれの感覚の敏感さがあります。

　うつ状態やうつ病を背景に、ギャンブルにはまっていく人もいます。
「仕事に行きたくない、でも家にもいられない……こんなとき、

パチンコ店は誰にも責められず、干渉されずに時間を過ごせる場所です。エネルギーが落ちて頭がくたびれている人でも、高度な知的機能を使わずにできる。そして突然、大当たりが出て気分がアップする。日常でまったくほめてもらえない人が、ほめてもらったような体験ができるのです」
　しかしこうやって、うつを「自己治療」するリスクは大きく、依存の進行とうつ病の悪化がからみあってしまうこともしばしばです。

　統合失調症との合併も、ときにみられます。症状はある程度よくなったものの社会参加が不十分な人が、パチンコにはまってしまうのです。
「地域に居場所があったり、仕事や活動の場をもっていれば避けられることなのですが……。こうした喜びや肯定的な体験を持てない人が、パチンコに行けば『おー、元気か』『兄ちゃん、あそこの台が出るぞ』などと声をかけてもらって、それなりの社会参加ができる。つまり、支援システムの穴を、パチンコが埋めてしまうのです」
　多額の借金には至らないものの、障害年金や生活保護費を「先食い」したり、患者仲間から借金するなどで、問題が発覚しやすいといいます。

　このように複数の問題がからんでいるケースでは、ギャンブル依存への対応と同時に、もともとあった病気の治療やサポートを個別に行なったり、発達障害への支援（たとえば生活上の工夫や金銭管理のサポートなど）を行なうことが必要になります。

回復者の声を聴いてみよう **あなたの回復のきっかけは？**

結婚して4度目の借金発覚で、妻にGAへ連れて行かれたこと。（40代・男）

妻に家を追い出されたとき、「あなたは病気」と捨て台詞のように言われたことを思い出し、パソコンで「ギャンブル」「病気」などで検索してGAに参加した。（30代・男）

借金発覚を繰り返した末に、自殺未遂。運ばれた病院で母親から「おまえはギャンブル依存症だ」「病気を治すために施設に行くか、浮浪者になるか、自分で選べ」と言われた。（30代・男）

離婚届を出して一人帰ってきた日の、なんとも言いようのない気持ち。本当に大事なものを失った。……そこから回復の道が始まったと思う。（50代・男）

GAに行かなければ離婚、と妻に言われ、嫌々参加。しかし行ってみたら、自己破産やヤミ金の取り立てなど身につまされる話が多く、それなのにみんなが明るいため、引き込まれるように聴き入り、通い続けることになった。（40代・男）

PART 4
借金をどうしたらいい？

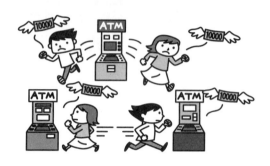

解決のための原則

　田辺医師の経験とギャンブル問題にくわしい司法書士・安藤宣行さんのお話をもとに、借金への対応の原則を挙げておきます。

●回復を始めるのが先

　ギャンブルを続けている状態では、借金問題の解決はあり得ません。家族が肩代わりして借金の重荷から解放されれば、再びギャンブルに戻ってしまいますし、過払い金請求などをしても、戻ってきたお金はギャンブルに消えてしまうのがオチ。

　依存症やギャンブル問題に理解がない弁護士や司法書士は、家族の肩代わりを勧めるなど結果的に問題を悪化させてしまうアドバイスをする場合もあるので要注意です。いずれにせよこの段階では、精神的に混乱していたり、正直に話せなかったりして、返

したはずの借金が実は残っていた、ということも起こりがち。
　まずはギャンブル依存症からの回復を始めることが先決です。

●解決は本人が考える
「ギャンブルをやめる」条件で、親戚中からかき集めて借金を返済してもらう、などの方法は決して勧められません。貸付会社にとっては「周囲がいくらでも返してくれる、上等なお客」ということになり、喜んで再び貸してしまうからです。
　依存症からの回復が始まってから、あくまで本人の責任で、債務整理と生活再建の方法を考えることが大切です。

●債務整理の専門家に相談を
　債務整理にあたっては、ギャンブル問題に理解がある弁護士や司法書士などに相談を。債務整理では利息のカットや月の支払額の減額を交渉するので、多重・多額の借金でも本人の収入や生活状況をふまえた計画的な返済が見込めます。状況によっては、自己破産し免責を受けて再出発する方法もあります。

●家族に返済義務はない
　連帯債務者・保証人になっていない限り、家族には返済義務はありません。業者が家族に督促することも禁じられています。
　もし業者から「ご本人と連絡がとれなくて……」などあいまいな問い合わせがあったら、「本人の問題なので支払いません」とキッパリ言えばよいのです。万一、ヤミ金かなと思う場合は、速やかに警察に届けましょう。

| 回復者の声を聴いてみよう | **借金を繰り返したのはなぜ？**

パチンコを始めて半年でキャッシングをしたが、当時はそれで一線をこえたとは思っていなかった。「借金ではなくキャッシングだ」と……。最初は1万借りて1万返していたが、次には2万借りて1万返し、5万借りて1万返しというふうに、収支が合わなくなっていった。　　　　（30代・女）

パチスロで、最初は心の中で2万円までと思っていても、気づくとスッカラカンになっている。そしてＡＴＭに走る。パチンコ屋が閉店して、しかたなく帰る。　（50代・男）

サークル活動のためと親にお金を借り、学生ローンで借り、親の金を盗み、就職後は仕事の損失の穴埋めと言って親に借り、顧客の金を使い込んでクビになったときはカードの借金もどうにもならず、死にたいと言ったら全部親が清算。1ヵ月後に次の借金をした。　　　　（20代・男）

最初の頃は2万、3万で「今日は勝った」と満足できたのに、いつしか「もっともっと勝ちたい」になった。具体的な金額ではなく、「今まで負けた分を取り返してやる」という思考。競輪や競艇で百万単位で負けたこともあった。逆に百万単位で勝っても家族に言えず、紙袋に入れて車の中に置いておくなど、金銭の感覚がおかしくなっていった。（50代・男）

PART5
家族は何ができる？

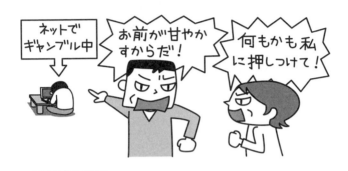

賢い対応のポイント

「ギャンブル依存症問題を考える会」代表の田中紀子さんは、ギャンブル依存症者の家族であり、自身もギャンブルに依存した体験をもちます。多くの家族の相談に応じ、当事者を回復につなげてきた田中さんが挙げるポイントは次のようなものです。

●**知識を得る**

　世間の常識や、身の上相談のようなアドバイスに振り回されずに、ギャンブル依存症や借金問題について、正確な知識を得ることが大切です。知識は、あなたと家族全体を守ります。

●**自助グループや相談の場につながる**

　ギャンブル依存症の家族会や自助グループ、専門の相談・治療

機関にぜひ足を運んでください。今の状態を客観的に理解し、解決へ踏み出す手助けになります。悩んでいるのは自分だけではない、とわかるだけでも、力がわいてくるものです。

●借金を肩代わりしない（PART4も参照）

「借金の肩代わりをやめる」ことが、本人を回復につなげる第一歩です。けれどご家族にとって、肩代わりをやめるのは不安なこと。そこを乗り越えるためにも、自助グループなどにつながることが大切なのです。

●犯人探しをやめる

「母親が甘やかしたから」「父親が厳しすぎたから」「妻の私がもっとしっかりしていれば」など、責任追及をしたり自分を責めてもしかたありません。

　解決のため何ができるかを考えましょう。

●家族の風通しをよくする

　本人を何とかしようとする前に、本人以外の家族や親族が共通の認識を持っていることが大切です。

　問題について話し合える関係を作り、必要に応じて相談の場や自助グループなどに一緒に行ってもらうなどして、依存症への理解や本人への対応を共有しましょう。

●自分のコンディションを整える

　あなたや家族の生活は大丈夫？　あなた自身の体調は？　少しでも落ち着いて休める時間は取れていますか？

暴力の危険がある場合は、安全な場に避難する手段を考えてください。暴力は、受けた側はもちろん、ふるった側も傷つき、問題解決を遠ざけてしまいます。
　相談の場では、本人のギャンブル問題だけでなく、あなた自身の生活状況についても話して整理することが必要です。

●チャンスをとらえて、回復の場へつなぐ

　専門医療機関の受診、自助グループへの参加、リハビリ施設への入所など、回復の場に行くことを本人に勧めます。
　大事なのはタイミング。うまくいきやすいのは、借金が発覚したり職場で問題が起きたなど、本人が後悔したり困り果てていて、「助けてほしい」という気持ちが生まれているときです。

親へのアドバイス

　田中さんはこう話します。
「お子さんのギャンブル問題で悩んでいる場合、夫婦の話し合いが欠かせません。私が相談を受けた場合も、まずは夫婦の関係調整から始めます。それから、よくあるのは祖父母から『水漏れ』するケースです。夫婦で対応を統一しても、祖父母が孫に泣きつかれてお金を渡してしまうと、回復が遠ざかります」
　親族を含めた意識の共有がカギになるのです。
　子ども名義で貯金を積み立てていたり、祖父母から学費としてまとまったお金をもらった場合などは、それをギャンブル依存症の子どもに伝えてはいけません。また、子どもと同居して何かと面倒をみている場合には、家を出てもらうのもよい方法です。

本人が「もう親には頼れない」と自覚することが、回復への第一歩になるのです。

妻へのアドバイス

　夫のギャンブル問題に悩む妻への田中さんからの第一のアドバイスは「専業主婦だったら、仕事を始めてみること」です。
　いきなり経済的に自立することは難しくても、少しでも収入が得られることで自分の自信につながります。また、一日中悩んでいるより、別のことをやるだけで、気持ちが楽になるものです。
「ギャンブル依存症の夫と一緒の泥船に乗って、ただ揺られているだけではいけません。行動を変えましょう！　夫がすべての命運を握っている状態では、『二度とギャンブルをやらないで！』『お願いだから、もう借金はしないで！』と必死にしがみつくことになります。すると夫は『こいつは絶対、俺を捨てない。まだ大丈夫』と、高をくくってしまうのです」
　妻が仕事を始めてハツラツとしていれば、夫は見捨てられる危機感を感じ、説得に応じて回復の場につながりやすくなります。
　離婚するかどうか悩んで決められないときは、一度別居するのもひとつの方法。相手の一挙一動に振り回されて反応している状態では、大事な決断をするのは難しいでしょう。自分自身がどうしたいのかが見えてくるまで、待った方がいいのです。
「そのためにも、家族の自助グループなど、同じ体験をした仲間がいる場につながることを勧めます。他の人の話が参考になるのはもちろんですが、何よりも『自分の本当の気持ち』がわかり、自分を大切にすることができます」

PART6
家族の体験

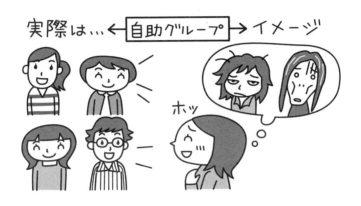

◆息子が施設に入るまで——母の体験（みつさん）

　息子がパチンコとスロットで借金を抱えていると知ったのは、大学生のときでした。部屋に置いてあった通帳を何気なく見たら、10万、20万という単位の入金があったのです。問い詰めると、ギャンブルのため学生ローンから借りたことがわかりました。

　すぐ相談先を探し、精神保健福祉センターに行きました。相談員から「それは依存症ですね」と言われ、弁護士によるセミナーに出ました。けれど帰りに『依存症』という本を買って読んでみると、「朝から晩までパチンコ屋に入り浸り」「借金が4000万円」といった話が出てきて、息子とはちょっと規模が違うように感じました。息子も「お母さん、僕はここまでひどくないよ」と言う

ので、様子を見ることにしました。

　今考えると、認めたくない気持が大きかったと思います。結局その後も息子のパチンコは止まらず、新聞記事で見つけたギャンブルの家族グループに参加しました。息子への金銭的な援助はやめることにし、施設のことを伝えましたが、「行ったからといってみんな治るわけじゃない」と関心を示しません。

　息子は仕事を転々とし、パチンコもやめず、将来この子はどうなるのか、不安でたまりませんでした。自助グループの仲間がいてくれたからこそ、平静を保つことができたと思います。

　変化のきっかけは、あるとき息子が「一人暮らしをする」と言い出したことでした。夫と話し合い、二つのことを決めました。保証人にならないこと、敷金と礼金だけは出すことです。

　案の定、息子はすぐに生活が立ち行かなくなり、数ヵ月後「家に帰らせてほしい」と泣きついてきました。そこで「あなたのために出せるお金は施設の利用費だけ」と伝えました。

　翌日、施設に電話を入れ、息子は旅立ちました。見送った後、涙が出て仕方がありませんでした。トボトボ歩く息子の後姿が哀れで、でもやっとここまで来たという安堵もありました。

　息子が入寮してしばらくは、何か問題を起こすのではと、電話が鳴るたびビクビクしていました。1年半後に息子から施設を出るという知らせが届いたときは本当にうれしかったです。

　現在、息子は実家で生活しています。今のところ仕事も続いています。そして「お母さん、変わったね」と言われます。完ぺき主義だった私も、ギャンブル問題を通して自分を見つめ直したことで、少し変われたのかもしれません。

※季刊『Be!』増刊号『家族はどうしたらいいのか？』より抜粋

◆離婚し、今は充実した毎日──妻の体験（Marukoさん）

　優しくて楽しい元夫が、ギャンブル依存症だと確信するまで10年以上かかりました。最初は、家賃の引き落としが2〜3万ほど足りないことが時々起こり、「次から気をつけてね」と言いながら、パートの収入で尻ぬぐいしていました。

　ある日、夫は「転職するなら若い今がチャンス」と力説して退職。最初のうちは就職活動をしていましたが、あっという間に朝からパチンコに行く生活になりました。退職金も失業保険も底をつきかけた頃、やっと新しい仕事に就きましたが、休みの日もパチンコやパチスロで、生活費が足りないことが繰り返されるようになりました。「会社からの預かり金を使い込み、期日までに返却しないとまずい」と聞かされた時は、怒りでいっぱいになりながらも「犯罪者の子ども」にしたくない一心で、ちょうど満期になった定期を使って尻ぬぐいしてしまいました。

　その後、夫は親族の遺産を相続。何の相談もなく退職し、パチンコに通うようになりました。通帳を預かったものの、お金を要求されると断われず、気がつけば月に40万もパチンコ代として渡していました。自己嫌悪に苛まれ、何を信じていいのかもわからなくなりました。

＊＊＊＊

　初めて家族の自助グループに行った時は、「誰かに見つかってとがめられるのでは？」「うらぶれてボロボロの服を着た人たちの集まりでは…」など、不安でしたが、それはまったくの杞憂で、部屋に入った瞬間感じた安堵感は忘れられません。それまで夫や親や親

戚から批判され、自責の念に苛まれていた私には、やっと安心して自分の感情を吐き出せる場所でした。

　少しずつ心の元気が戻って、家族教室やセミナーなどにも行くようになりました。それでも夫のパチンコ生活は変わりません。

　仲間からの提案で、生活を安定させるために私が転職し、中古のマンションを私の名義で購入しました。私の留守中に夫が勝手に生命保険の証書を持ち出した時には、不信感が爆発して気が狂いそうになりましたが、仲間に電話で相談に乗ってもらい助けられました。

　その後、夫から離婚したいとメールが来て、仲間に相談し、いろいろ調べ、考えた末、離婚を決めました。娘はとてもショックを受けていましたが、息子は覚悟ができていたようで淡々と受けとめていました。市役所に離婚届を出した時は解放感で包まれるようでした。マンションのドアの鍵が変わったことで、さらに安心感が高まりました。

　元夫は約束通り養育費を払い続けてくれています。私は正規職員の登用試験に合格し、忙しいながらも充実した毎日です。自分で考えて決定し行動する生き方に幸せを感じています。

※ギャンブル依存症問題を考える会『うちの親はギャンブル依存症』より抜粋

◆家族で暮らせるようになった──妻の体験（Mayukoさん）

　金融機関からの度重なる電話で夫の借金が発覚した。

　最初に自助グループに行ったとき、宗教かと思った。ミーティングが終わってすぐに、読みあわせに使っている書籍の「神」という言葉は特定のものをさしているのではなく、ここは宗教と

まったく関係ないと説明を受け、少し安心したのを覚えている。
　すがる気持ちでミーティングに通ううち、連れて行った子どもたちを仲間が交代でみてくれたり、仲間が相談に乗ってくれたりして、急速に信頼感が増していった。崖っぷちの自分の立場を守るため資格をとるようにとの提案があり、昔から興味があった看護師資格を取得するため学校を受験する決意をした。
　12月に夫と別居・看護学校受験へ向けて勉強開始、翌年2月に受験し合格、4月に入学となった。自分と向き合うことに必死となり、一時的に夫の回復を望む気持ちが薄れていった。そのことを打ち明けた仲間に、「自分の気持ちがグレーの間は、夫婦関係もグレーにしておいていい。もうできることはすべてやったからいい！　と思う時が来ないかぎり、離婚は待った方がいい」とアドバイスを受けた。そのまま自分の気持ちを様子見したおかげで、ＧＡメンバーの素晴らしい回復に触れることができ、夫の回復を心から願う気持ちが再度湧き出てきた。
　子どもはぽろぽろ涙を流しながら、いつになったらパパは帰ってくるのか聞いてきた。いつになるかはわからないけど、早く病気がよくなってまた一緒に暮らせることを、ママも一生懸命神様にお祈りしているよと、ゆっくり穏やかに話すよう心がけた。
　その後、夫は回復施設につながることができ、3年前に施設を卒業。私も資格をとることができ、3年前に卒業、入職。その年の6月から家族4人で一緒に暮らしている。
※ギャンブル依存症問題を考える会『うちの親はギャンブル依存症』より抜粋

相談先リスト

●精神保健福祉センター
(「こころの健康センター」などの名称のところも)
各都道府県や政令指定都市の精神保健福祉センターに、ギャンブル依存についての相談窓口がある。地域の医療機関や自助グループについての情報も得られる。

●GA（ギャンブラーズ・アノニマス）
ギャンブル依存症の自助グループ。アノニマスは「無名・匿名」の意味で、本名を名乗る必要はない。全国各地でミーティングが行なわれている。参加は基本的に本人のみだが「オープン・ミーティング」には、家族や関係者など誰でも参加できる。
http://www.gajapan.jp/

●ギャマノン
家族・友人のための自助グループ。全国各地でミーティングが行なわれている。本名を名乗る必要はない。
電話 03-6659-4879（ギャマノン日本サービスオフィス）
http://www.gam-anon.jp/

●ギャンブル依存症問題を考える会
ギャンブル依存症の月例相談会を各地で開催しているほか、さまざまな情報提供を行なっている。相談電話 070-4501-9625
http://www.gamblingaddiction.jp/

●ギャンブル依存症家族の会
各地で家族会を行なっている。
http://www.gdfam.org/